LE CHOLÉRA

SON MODE DE DÉVELOPPEMENT ET DE PROPAGATION.

ÉPIDÉMIE DE 1865 — TRAITEMENT.

Extrait du *Mouvement médical,*
Nos 13 et 15 (1er et 15 avril 1866).

LE CHOLÉRA

SON MODE DE DÉVELOPPEMENT

ET DE PROPAGATION

ÉPIDÉMIE DE 1865. TRAITEMENT

PAR LE

Dʳ O. DE LANGENHAGEN

Médecin de la maison de santé des Diaconesses
Membre de la Société de médecine de Paris
Ancien médecin cantonal de Niederbronn, etc., etc.

PARIS

IMPRIMERIE DE A. PARENT

IMPRIMEUR DE LA FACULTÉ DE MÉDECINE
31, rue Monsieur-le-Prince, 31

1866

LE CHOLÉRA

Son mode de développement et de propagation.

Épidémie de 1865. — Traitement.

Le 14 octobre nous avons publié dans les colonnes du *Temps* un article sur le choléra de 1865. Nous avions alors pour but de ramener dans les limites de la vérité les faits qui avaient été singulièrement grossis par la presse et les journaux étrangers, et de calmer en même temps les alarmes et la terreur qui n'ont pas contribué pour peu au développement de l'épidémie.

Aujourd'hui que le danger a disparu, que Paris a repris sa physionomie vivante et animée, nous devons payer notre tribut à la science, comme nous croyons l'avoir payé à l'humanité. Après une expérience acquise en deux épidémies de choléra et des faits rigoureusement observés sur un grand nombre de malades en 1854 et en 1865, nous espérons pouvoir répandre quelque lumière sur cette question tant controversée et environnée encore de tant d'obscurité.

Avant de parler de l'épidémie de 1865 disons d'abord quelques mots sur les généralités de la question.

Toutes les maladies contagieuses, variole, scarlatine, thyphus, choléra, etc., tiennent à un *principe contagieux* et de *nature organique*, qui a la propriété de se régénérer dans l'organisme. Voilà le point fondamental d'où il faut partir pour découvrir la vérité et sortir enfin de ce fatras de théories plus ou moins ingénieuses qu'on s'est plu à inventer pour expliquer l'origine du choléra, sa propagation et son mode de développement. On ne saurait, en effet, concevoir une maladie contagieuse autrement, car il ne faut pas confondre, comme on le fait trop souvent, les *venins* ou *principes infectieux* avec les *contages* ou *contagia* (selon l'expression des Allemands). Les premiers peuvent envahir l'organisme, y produire des désordres de toute nature, mais ils ne donnent pas à l'organisme qu'ils affectent la propriété de contaminer d'autres organismes. Les seconds, au contraire, ainsi que nous l'avons dit, se caractérisent par leur propriété essentiellement régénératrice.

Bien entendu, il existe des principes contagieux propres à chaque espèce d'individus, comme il existe des helminthes propres à chaque espèce d'animaux. De même que le typhus des bêtes à cornes n'attaque que les bœufs et les ruminants en général, de même le choléra n'attaque que l'homme et ne se régénère que dans le corps de l'homme. La nature nous fournit elle-même de nombreux exemples de reproduction de certains êtres organisés qui ne peuvent se régénérer que dans d'autres corps organisés. Ainsi l'œstre du cheval ne peut se développer et se reproduire qu'en passant par le tube digestif du cheval. Il dépose les œufs à l'angle de la bouche de ce pachyderme ; ces œufs sont entraînés avec les fourrages dans l'estomac, ils y séjournent, s'y développent et y forment des larves de 2 centimètres de long environ. Ces larves, parvenues à leur état de développement complet, se détachent et sont éliminés avec les excréments du cheval dans lesquels la larve vient apparaître sous forme de mouche.

M. le Dr Champouillon, dont nous avons apprécié les savants articles sur le choléra, admet avec raison qu'une personne atteinte du choléra épanche dans l'atmosphère par toutes les voies de sécrétion et d'excrétion des émanations contenant le germe reproducteur de la maladie. Nous ajouterons cependant que ces émanations ne sont exhalées dans l'air qu'à une certaine période de la maladie que nous appellerons *période de maturation*.

Quand un grain de blé est implanté dans le sol, il faut d'abord qu'il s'y développe pour devenir épi et produire de nouveaux germes.

Quand le virus vaccin est inoculé à un bras, il faut attendre l'éclosion des pustules pour pouvoir prendre du nouveau vaccin. Il en est de même du choléra quand par une voie quelconque son principe contagieux a pénétré dans l'économie, il s'y développe également, s'y multiplie et répand bientôt de nouveaux germes qui vont atteindre de nouveaux individus de même espèce.

Ceci posé, l'on conçoit déjà la facilité avec laquelle le choléra peut se déplacer avec les masses et combien l'agglomération des individus contaminés, représentant autant de foyers mobiles, augmente les chances de reproduction et de propagation. Mais là ne se bornent pas les conditions de développement d'une épidémie. Tout le monde a été frappé des bonds extraordinaires, des sauts capricieux du choléra. Du Caire et d'Alexandrie, il tombe sur Marseille et Toulon pour venir fondre ensuite sur Paris, laissant Lyon, Dijon et d'autres grands centres à l'abri de ses coups. Ce phénomène trouve son explication dans des circonstances telluriques, atmosphériques et autres conditions nécessaires au développement de la maladie.

Un exemple encore, pris dans le règne végétal, nous prouvera que les conditions telluriques et atmosphériques sont indispensables à la propagation de ces sortes de génies épidémiques.

On sait que la maladie de la pomme de terre règne généralement par des temps humides et chauds, à l'opposé du choléra qui se développe de préférence pendant les temps secs et par une température élevée.

La maladie de la pomme de terre est due à un champignon de la famille des muscédinées, parfaitement visible à l'œil nu. Ce champignon répand ses sporules microscopiques dans l'air. Or, ces sporules atteignent de préférence les plantes qui se trouvent dans les terrains bas et humides, tandis qu'elles épargnent celles qui sont situées sur les terrains secs et élevés. Il y a donc, comme on voit, des circonstances de terrain et de localité comme des circonstances atmosphériques qui favorisent ou qui contrarient le développement d'un germe de nature contagieuse.

C'est ce qui explique aussi pourquoi le choléra ne se propage pas facilement dans les localités situées *hors de la zone* (1) ou de l'*influence épidémique* et que les malades transportés loin de cette zone peuvent mourir et même communiquer le mal aux personnes qui les entourent, sans que pour cela le choléra prenne une extension épidémique. Des faits de cette nature ont été observés dans plusieurs localités des environs de Paris, notamment à Versailles où tant de familles avaient cherché un refuge.

Le choléra, au contraire, se développe très-facilement dans les localités qui comme Paris étaient déjà soumises depuis quelque temps à l'influence du génie épidémique et préparées par ce qu'on appelle des *diarrhées prémonitoires* ou cholérines.

Après ces préliminaires nous pouvons maintenant suivre la marche du choléra et décrire les particularités qui ont signalé sa présence à Paris.

Parti des bords du Gange, son berceau, avec la caravane des musulmans qui se rend annuellement à la Mecque, le choléra arriva au célèbre pèlerinage vers la

(1) On entend par zone épidémique une certaine étendue de terrain ou un cercle plus ou moins régulier dans les limites duquel se meut le génie épidémique.

fin du mois de juin. On connaît le caractère fanatique des sectaires de Mahomet, leur hygiène déplorable, les sacrifices d'animaux qu'ils font au prophète, cadavres abandonnés au milieu des rues par des chaleurs tropicales ; c'était plus qu'il n'en fallait pour alimenter le germe du choléra et propager au milieu de ces masses agglomérées une épidémie des plus meurtrières.

L'influence de ce vaste foyer se fit ressentir dans toute l'Égypte, particulièrement au Caire et à Alexandrie, villes les plus populeuses de ce pays.

Ancône fut bientôt surprise et vivement éprouvée. Après cette ville, le choléra fond sur le littoral français, où Marseille et Toulon se présentèrent en première ligne à ses coups. Gorgé des nombreuses victimes qu'il fit dans les villes méridionales, le fléau, par un de ces caprices que nous avons expliqué, franchit Lyon et d'autres centres importants et vint prendre ses quartiers aux portes de la capitale, dans les derniers jours de septembre.

Déjà, pendant les mois de juillet et d'août, l'on avait observé une certaine influence morbide, se manifestant par des cholérines chez les uns, et des embarras gastriques chez les autres. Cette disposition s'est tous les jours dessinée davantage et est devenue plus générale à mesure que le moment de l'explosion s'est approché, ou que l'épidémie elle-même s'est développée. Chacun se ressentait de l'influence du milieu dans lequel il vivait, et par suite de cette influence délétère, les natures prédisposées devenaient plus accessibles à la maladie.

De même que l'épidémie a plus particulièrement concentré ses effets sur certains points de la capitale, de même aussi elle a sévi d'une manière plus intense dans des moments donnés : elle avait ses mouvements de va-et-vient, ses temps de recrudescence et de rémission.

Ces aggravations périodiques du choléra, plus rares au commencement et à la fin, étaient plus fréquentes aussi dans les principaux foyers du mal.

En se montrant, elles avaient cela de particulier, qu'elles semblaient s'étendre dans un rayon déterminé, à travers un quartier, le long d'une rue, de telle sorte qu'on peut les considérer comme étant le fait de certains *courants* atmosphériques ou telluriques, courants inconnus dans leur essence mais se manifestant par leurs effets.

Ces courants épidémiques arrivaient le plus souvent la nuit ; leur direction paraissait toujours être en ligne droite, mais chaque courant avait une direction différente.

C'est le 17ᶜ et le 18ᵉ arrondissement d'abord qui servirent de repaire au génie épidémique. Habités en grande partie par les ouvriers des usines et des chemins de fer, dont la plupart sont mal logés, mal vêtus et mal nourris, le choléra devait trouver une pâture parfaitement assurée dans ces quartiers et dans ces habitations encombrées et malsaines. C'est ainsi que trouvaut de nouveaux aliments, les foyers se concentrèrent successivement à la Villette, réceptacle de toutes les immondices de la capitale ; au faubourg Saint-Antoine, encombré d'ouvriers ébénistes ; au quartier Saint-Marcel, habité par ces chiffonniers dont on connaît les habitudes vicieuses, l'ivrognerie et les débauches. Comme on voit, Paris était enclavé dans un cercle incendiaire qui devait certainement [éprouver tous les habitants.

Les vieillards et les personnes dont la santé était déjà altérée par d'anciennes maladies, par la misère, les chagrins, etc., ont naturellement fourni le plus nombreux contingent à la maladie. Les femmes enceintes, que l'on avait cru peu accessibles aux atteintes du choléra, ont cependant payé un large tribut à l'épidémie. Plusieurs sont mortes, mais la plupart ont été guéries après avoir avorté.

Nous avons également remarqué qu'il y a des dispositions de famille, et certaines familles ont plus d'aptitude à contracter la maladie que d'autres.

Nous n'entrerons pas dans les détails pathologiques de la maladie elle-même ; ils sont connus par tout le monde. Nous ne nous arrêterons pas non plus sur les lésions anatomo-pathologiques que l'on a signalées. Elles ne nous paraissent pas assez importantes pour éclairer la question. Nous ne signalerons qu'un fait qu'on révoque en doute et dont l'existence est cependant manifeste ; c'est celle du *choléra sec*. Nous en avons publié un cas remarquable dans la *Gazette hebdomadaire* (janvier 1866).

L'absence du pouls, la frigidité de la peau, la suppression des urines, la teinte cyanosée, des efforts très-douloureux de vomissements sans déjections alvines, des crampes dans les jambes : voilà le tableau exact des symptômes du *choléra sec*.

En résumé, d'après nous, le choléra est dû à un principe contagieux de nature organique susceptible de passer d'un individu à un autre et de se régénérer.

Ce principe ne se développe bien que sous certaines conditions telluriques, dans des milieux malsains ou infects, et chez des individus qui souffrent déjà de certains dérangements ou désordres gastriques.

Parlons maintenant de la prophylaxie et du traitement.

Le public peu versé dans la médecine attend toujours le spécifique ou le contre-poison du choléra. Il semblerait, comme l'a dit si humouristiquement le Dr Champouillon, que Bréant a voulu narguer la médecine et les médecins, lorsqu'il fondait un prix de la valeur de 100,000 francs en faveur de celui qui découvrirait un remède infaillible contre le choléra. Ce prix, hélas ! restera toujours disponible !

Le choléra, pas plus que la fièvre typhoïde, la variole, la rougeole, la scarlatine, etc., ne peut avoir son *spécifique* ou moyen qui anéantit le principe du mal. Une fois le germe contagieux introduit dans l'organisme, il suit nécessairement, *fatalement* et rigoureusement son évolution dans l'économie, et le médecin ne peut être ici que le ministre et non l'interprète de la maladie, pour nous servir de l'expression de Baglivi.

Medicus naturæ minister, non interpres.

Il y a dans le traitement du choléra deux phases bien distinctes à considérer : 1° la prophylaxie ou période qui précède la contamination; 2° le traitement proprement dit ou celui qui doit être suivi quand les individus sont contaminés.

§ I. La prophylaxie est certainement la partie la plus importante et la plus digne de fixer l'attention des gouvernements. Le vieil adage : mieux vaut prévenir que guérir, trouve ici plus qu'ailleurs son application.

Or, qu'y-a-t-il à faire pour prévenir un pareil fléau et empêcher son invasion dans un pays quelconque?

Le meilleur et le plus sûr moyen, le Dr Bonnafont l'a indiqué déjà en 1849 et vient de soumettre de nouveau sa proposition, si pleine de sens et de justesse, à l'Académie des sciences. « Il serait essentiel, dit-il, que la question prophylactique du choléra devînt une question diplomatique et que tous les gouvernements pussent s'entendre pour la formation d'un congrès sanitaire, composé d'hommes spéciaux qui auraient pour mission d'aller étudier cette question sur *les lieux mêmes*, et indiqueraient les travaux nécessaires pour assainir les contrées où le choléra prend naissance. »

Il ajoute avec raison que ce n'est ni au Caire, ni à Constantinople, qu'il faut diriger les moyens d'action, mais bien dans l'Inde, au centre même de l'infection, ou mieux peut-être à Londres, au siége de l'administration (1).

§ 2. La prophylaxie ne comporte pas seulement les grandes mesures générales indiquées par M. Bonnafont, car malheureusement il est à craindre que jusqu'au moment où le fléau pourra être anéanti sur place, il ne rompe encore ses digues mal contenues et vienne, avec les circonstances favorables que nous avons signalées dans notre premier article, faire de nouvelles invasions en Europe.

Il faut donc, en attendant, se prémunir d'une autre façon et profiter des cruelles expériences que la France en particulier vient de traverser.

Un germe cholérique venant à se développer dans un pays quelconque, le premier moyen qu'il convient d'opposer à sa propagation, c'est la dissémination de

(1) Il faut dire cependant que le gouvernement français, pénétré de l'importance de cette question, a nommé une commission *ad hoc*. Espérons que cette commission ne se bornera pas à prendre des mesures sanitaires en Égypte seulement, mais cherchera à étouffer le mal à sa racine, c'est-à-dire au lieu même de sa naissance.

la population du lieu infecté, afin d'empêcher a formation d'un foyer par l'agglomération des individus ;

2° Établir des quarantaines sur tout le littoral et
les frontières des pays voisins ou plus éloignés ;

3° Veiller à la salubrité des ports de mer et des
villes. Le balayage, les arrosages fréquents, et surtout
le facile écoulement des eaux croupissantes et des immondices de toute nature, sont des mesures de la plus
haute importance. Ce qui a causé à Batignolles des
désastres plus grands que dans les autres quartiers de
Paris, c'est que le grand égoùt collecteur vient dé-
verser dans la Seine, entre cet arrondissement et Saint-
Ouen, les eaux grasses de la capitale. Or, à l'époque
où sévissait le choléra, la sécheresse était extrême, la
Seine était excessivement basse et partant ne pouvait
entraîner les immondices qui dépassaient le niveau du
fleuve.

Les mêmes mesures de propreté doivent être prises
dans l'intérieur des habitations. Il s'agit donc d'établir
une ventilation fréquente dans les appartements, de
laver à grande eaux les cabinets d'aisance. C'est surtout dans le cas où il y aurait des malades atteints du
choléra qu'il faut la vigilance la plus grande, afin de
ne pas laisser séjourner un instant les déjections du
malade, soit dans l'appartement, soit dans les cabinets
d'aisance, où il conviendra de faire de fréquentes et
fortes irrigations avec une solution de sulfate de fer.—
Les vêtements ne doivent pas être trop légers, ni trop
chauds. Il sera bon surtout de fréquemment changer

de linge et de flanelle. L'usage de cette dernière étoffe est très-salutaire en ce qu'elle maintient la circulation périphérique à un degré égal et en ce qu'elle absorbe les principes que la peau rejette par la transpiration. Nous avions conseillé à beaucoup de personnes disposées aux diarrhées l'usage de la ceinture en tissu électrique de Courant, et les bons résultats que nous en avons obtenus nous engagent à la recommander aux personnes nerveuses et sujettes aux coliques.

Le régime alimentaire doit être tonique, substantiel et parfois même légèrement stimulant, de manière à faciliter la digestion, presque toujours languissante en temps d'épidémie. On évitera donc, en général, les fruits lourds et indigestes, comme la poire, le melon, les concombres, puis les pâtisseries, tous les mets froids et lourds, l'abus des liqueurs.

On se nourrira préférablement de viandes rôties, et l'on prendra du vin généreux et non frélaté, du thé, des grogs au vin chaud et au rhum. L'usage de la bière n'est pas nuisible à ceux qui en ont une grande habitude. Toutefois il faut qu'elle soit prise modérément. Il est à remarquer que telle personne, qui en temps ordinaire se trouverait incommodée par l'usage des liqueurs, les supportera parfaitement en temps de choléra, et les personnes qui en ont une habitude journalière prendront 4 et 5 fois la dose qui leur convient en temps ordinaire. Les distractions nombreuses, les occupations variées, mais sans fatigue, compléteront les mesures hygiéniques.

En un mot, maintenir les voies digestives en bon état, dégager l'esprit de toute peur et éloigner toutes les causes d'infection le plus promptement possible, tel est le résumé de l'hygiène prophylactique. Il est une précaution qu'il serait utile de prendre encore, et que nous voulons signaler au conseil d'hygiène avant de terminer ce paragraphe, c'est de ne pas laisser séjourner les victimes du choléra trop longtemps dans le lieu où elles sont décédés, et de plus de ne pas les transporter dans les églises, où elles peuvent contaminer les vivants qui les entourent. Il faudrait donc créer des maisons de dépôt au cimetière même. L'on satisferait ainsi et tout aussi bien aux exigences du culte que l'on pratique et aux sentiments de piété bien naturels à l'égard des morts.

§ 3. *Partie médicale de la prophylaxie.* — Lorsque l'épidémie du choléra menace une localité, il y a, indépendamment des mesures hygiéniques que nous venons d'exposer, des moyens de prophylaxie que la médecine nous fournit et qui sont d'une efficacité trop incontestable pour que nous les passions sous silence.

En premier lieu, il s'agit de veiller au moindre petit dérangement ou embarras gastrique. On a tort de craindre les purgatifs ; le public et bien des médecins en ont singulièrement exagéré les dangers. Nous avons, quant à nous, pu convaincre bon nombre de personnes de l'innocuité de ce moyen ; bien au contraire, quand il y a un état saburral des premières voies, il rend les plus grands services.

S'il survenait une diarrhée, les moyens ordinaires tels que le bismuth, le rathania, la décoction blanche de Sydenham, etc., unis à un régime approprié, suffi ront pour obtenir la guérison. Mais, lorsqu'il est supposer qu'une contamination peut avoir eu lieu, la scène change d'aspect et les moyens ordinaires reste- ront souvent impuissants pour combattre le mal. Nous allons voir comment on peut avec quelque certitude le conjurer.

En 1855, alors que nous exercions la médecine en Alsace, nous avons été appelé à donner nos soins à plus de 800 malades pendant l'épidémie désastreuse qui ravageait alors la contrée. L'on conçoit parfaite- ment qu'il nous eût été impossible de tenir tête au fléau et de résister à une telle besogne, si nous n'avions, de concert avec le savant Dr Kuhn, pris des mesures énergiques pour atténuer l'intensité de l'épidémie. A cet effet, nous avions fait publier dans toute notre circonscription un avis auquel 580 personnes au moins sur 700 ont dû leur salut. Or, ce moyen prophylac- tique, aussi remarquable qu'il a été prompt dans ses effets, consiste tout simplement dans l'administration de 1 à 2 grammes d'épicacuanha à l'apparition des symptômes de la contamination, alors qu'il y a encore du pouls et de la chaleur à la peau.

Nos conseils ont été suivis avec d'autant plus d'em- pressement que chacun pouvait se convaincre des bons résultats de la méthode. Ce moyen s'est promptement vulgarisé et a été administré non-seulement par M. Kuhn et nous, mais encore par les barbiers, les sages-femmes et les sœurs de charité; car l'on peut bien penser que, dans des moments d'épidémie et d'alarme, lorsque les gens de l'art ne suffisent plus et que les accidents menacent de devenir irrémédiables, il fallait établir des dépôts de médicaments (médicaments que nous avons eu soin de doser préalablement) aux mairies ou autres lieux désignés, où l'on pouvait se les procurer gratuitement. Les chiffres cités plus haut sont aussi éloquents qu'exacts; aussi, fort d'une pareille expérience, n'avons-nous pas hésité au début de l'épidémie qui a sévi à Paris en 1865, de la mettre à contribution. Nous avons recommandé les mêmes moyens, et toute proportion gardée, nous avons eu les mêmes résultats heureux qu'en 1855.

L'ipéca n'est pas un moyen nouveau dans le traitement du choléra; mais, pour qu'il réussisse, il faut l'administrer au début de l'épidémie; alors son action contre le choléra est très-puissante.

§ 4. *Partie médicale proprement dite.* — L'orgie pharmaceutique à laquelle on s'est livré actuellement est fabuleuse. Si nous avions à relater tous les traitements plus ou moins curieux qui ont été vantés et les remèdes soi-disant infaillibles qui ont été débités à Paris seulement, toutes les colonnes de ce journal ne suffiraient pas. Tout le monde s'en mêlait, comme a dit le professeur Velpeau à l'Académie des sciences. Cependant, les paroles de l'illustre chirurgien à l'Académie des sciences, tout en exprimant une vérité à l'adresse de nombreux médicastres qui fourmillent dans le monde, n'en étaient guère plus flatteuses pour le corps médical, dont le dévouement et la science lui auraient été bien utiles, cependant, si par malheur pour lui et ses nombreux élèves et amis, le choléra l'avait frappé. Le savant chirurgien a conseillé les lavements laudanisés pour tout traitement. Il ne s'en serait certes pas tenu là, si, comme nous le disions, il avait été atteint par le fléau. C'est avec raison qu'en Angleterre on a rejeté les opiacés. Quand ils sont administrés pendant la période algide ou même dans la période prodromique, sans qu'il y ait une indication bien précise pour calmer les crampes et les spasmes, la réaction typhoïde est presque inévitable, quand le malade ne meurt pas immédiatement. Rien n'est donc plus dangereux que d'ériger un pareil traitement en méthode générale.

Le cuivre en substance, selon la méthode du Dr Burq, n'a pas répondu à l'attente de son propagateur.

L'électricité n'a pas eu plus de succès. Nous ne contestons cependant pas ses bons effets comme moyen adjuvant.

Nous ne parlerons pas de l'esprit de camphre, de la liqueur parégorique, des bains de moutarde, etc. Ces moyens ont réussi quelquefois entre des mains habiles qui savaient en tirer parti à propos. Enfin, de tous les traitements anti-cholériques employés en France, il n'en est pas qui puisse se prévaloir d'une supériorité quelconque. Il est un mode de traitement, inconnu en France, que nous signalerons cependant à l'attention de tous les praticiens, traitement qui, en Russie, sous l'habile direction du Dr Lelièvre, alors médecin à Saint-Pétersbourg, a donné des résultats vraiment extraordinaires et tout à fait inespérés. Ce médecin distingué, appelé dans les cas les plus graves, c'est-à-dire alors que le corps était froid, qu'il n'y avait plus de pouls, que le visage exprimait suffisamment les signes précurseurs de la mort, faisait étendre une toile cirée par terre pour protéger le parquet, prenait ensuite du foin qu'il trempait préalablement dans l'eau bouillante, étendait ce foin en quantité suffisante sur la toile cirée pour former un gros matelas qu'on recouvrait d'un drap de lit ordinaire. Le malade, ou plutôt le moribond, était étendu sur ce matelas et recouvert aussitôt d'une nouvelle couche de foin bouillant égale à celle sur laquelle il était étendu. Au bout de peu d'instants, nous dit notre savant confrère, la figure redevenait rose, la chaleur reparaissait à la peau, en un mot, la vie semblait se ranimer comme par enchantement. Aussitôt que le pouls devenait sensible, on remettait le malade au lit, enveloppé d'une couverture de laine. On le laissait ainsi au repos, on lui administrait une potion fortement musquée et le calomel à doses rapprochées. Aussitôt que la réaction se manifestait, l'on administrait au malade 50 à 60 gr. d'huile de ricin, médication qui prévenait tous les dangers ultérieurs.

Ce traitement si simple, mais d'une application si difficile dans les maisons particulières des grandes villes, pourrait néanmoins être pratiqué à la campagne, dans les hôpitaux et dans les casernes avec la plus grande facilité. Nous le signalons donc à nos confrères civils et militaires, dans l'espoir de leur être utile.

Parmi les moyens qui nous ont rendu les plus grands services dans la période algide, nous citerons le vin de Champagne frappé, les lavages du corps à l'eau froide, les frictions avec l'essence de térébenthine et la limonade purgative au citrate de magnésie.

Enfin, nous avons acquis la certitude qu'il ne faut pas contrarier certaines tendances de l'organisme, qu'il ne faut pas vouloir arrêter quand même les évacuations, ou ramener immédiatement et par des moyens trop directs la chaleur animale. Ces déjections soudaines et copieuses ont sans doute leur raison d'être ; elles trahissent un effort conservateur que nous devons simplement diriger, mais non entraver.

Paris. — Typ. A. Parent rue Monsieur-le-Prince, 31.